U0391751

熊猫医生之红丝带系列

图说艾滋病

北京红丝带之家
组织编写

主　编　王克荣　陈　航　缪中荣
策　划　陈　航　苏小虎
绘　图　朱　超
参编人员　王克荣　陈　航　缪中荣
　　　　　韩　晶　张　洁　张力丹
　　　　　何义舟

人民卫生出版社

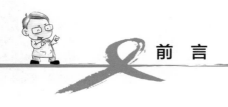

　　艾滋病作为一种慢性传染性疾病，自1981年被发现至今已30余年。虽然我国艾滋病疫情整体处于低流行状态，但感染者总人数逐年增加，歧视艾滋病感染者的现象仍然存在，社会大众对艾滋病的认识还有待提高。2015年联合国艾滋病规划署提出了"2030年终结艾滋病"的目标，为实现这一目标，让社会大众正确认识艾滋病，不感染艾滋病，减少对艾滋病感染者的歧视，北京红丝带之家和熊猫医学漫画合作共同出版《熊猫医生之红丝带系列：图说艾滋病》一书。

　　本书主要内容包括：什么是艾滋病、艾滋病是怎么传播的、艾滋病的临床表现、诊断、治疗、预防和答疑解惑七部分。此书没有高深的理论，主要介绍了艾滋病的基础知识和大众普遍关心的问题，通过通俗易懂的语言和漫画让老百姓能够认识艾滋病，掌握预防艾滋病的知识，减少对艾滋病感染者及其家庭的社会歧视。

现在艾滋病相关科普读物相对较少，老百姓能看得懂又爱看的更少，本书可以作为艾滋病的校园、社区、企事业单位的宣传材料。期待读者在愉悦中学习艾滋病知识，学会保护自己。

本书编写得到北京红丝带之家、熊猫医学漫画和首都医科大学附属北京地坛医院专家和志愿者的大力支持，在此诚挚致谢。由于时间仓促，水平有限，书中不妥之处请予以指正。

编者

2017年10月于北京

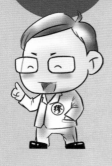

熊猫医生
缪中荣

主任医师，教授，博士生导师，首都医科大学附属北京天坛医院介入神经病学科主任。出版多部专著，科普读物《漫画脑卒中》获得第四届中国科普作家协会优秀科普作品奖金奖等多项国家级图书奖。

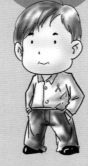

陈会长
陈航

北京红丝带之家会长，北京地坛医院党委书记，致力于艾滋病治疗、控制、慈善、关怀服务工作。

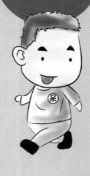

二师兄
何义舟

上海中山医院博士，熊猫医生科普创始人之一。

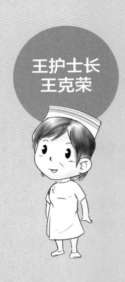

王护士长
王克荣

北京红丝带之家办公室主任，副主任护师，社会工作师，全国劳动模范，中国共产党十八大和十九大党代表。做艾滋病护理工作已有二十余年，全身心地投入艾滋病关爱工作，被感染者亲切地称为"知心大姐"。

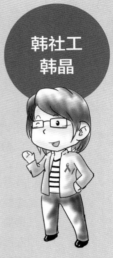

韩社工
韩晶

社会工作硕士，社会工作师，主管护师，从事艾滋病关怀工作17年。在社会团体管理、艾滋病综合人文关怀与行为干预、社区教育、患者关怀、志愿者培训、项目化管理等方面积累有丰富经验。"助人自助"是她工作的理念。

目 录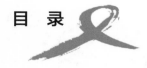

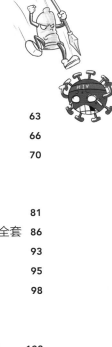

红丝带之家，二师兄默默刷着微博。

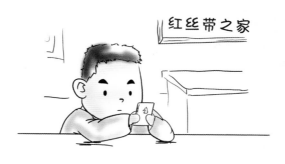

今天的阳光很温暖，我现在什么也不想，只贪恋这段午后的阳光。

二师兄在看什么呢，这么聚精会神。

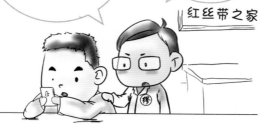

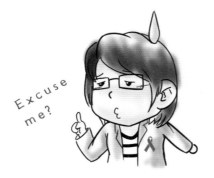

……你在说什么？

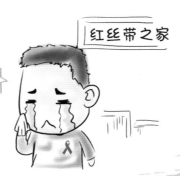

这是一个艾滋病病人写的一篇独白中的一句话，内容太震撼了。

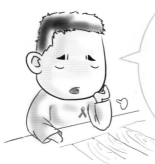

很多人谈艾色变，但是看了这篇独白之后，我觉得我们应该对艾滋病有一个重新的认识。

我们就在红丝带之家聊聊这个病吧。红丝带，就像一个纽带，将世界人民紧紧联系在一起，共同抗击艾滋病。也象征着一种希望，关心和支持。

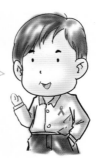

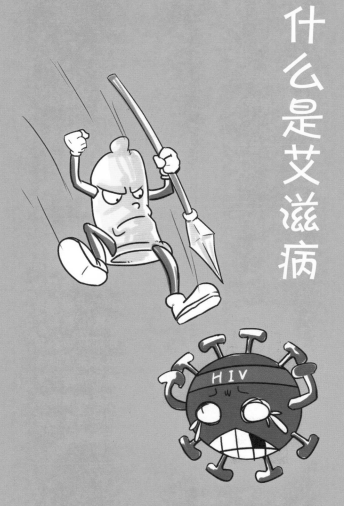

什么是艾滋病

定义

艾滋病到底是什么呢？

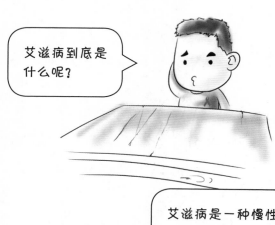

艾滋病是一种慢性传染病，由感染人类免疫缺陷病毒（俗称艾滋病病毒，简称HIV）引起。HIV是一种能攻击人体免疫系统从而使人体丧失免疫功能的病毒。患者容易感染各种病原微生物，还可以发生恶性肿瘤，病死率很高。

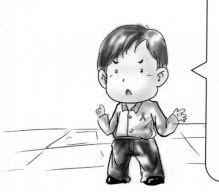

红丝带之家

人体的免疫系统被破坏，就像一个国家没有了军队和警察，恶人就都出来兴风作浪了，一定要远离这种病毒。

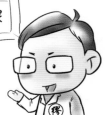

红丝带之家

真是太可怕了。

Oh my god!

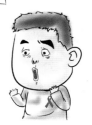

教你认识艾滋病病毒

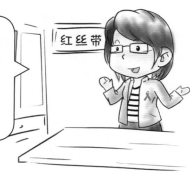

是的，艾滋病病毒又叫作人类免疫缺陷病毒，是一种能攻击人体免疫系统的病毒。

红丝带

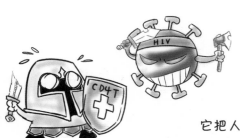

它把人体免疫系统中的 $CD4^+T$ 淋巴细胞作为主要攻击目标，大量破坏该细胞，使人体丧失免疫功能，于是患者很容易合并各种感染，甚至发生癌症等，最终死亡。

艾滋病病毒一般分为 HIV-1 型和 HIV-2 型。我国大多数的艾滋病是由 HIV-1 型引起的，HIV-2 型主要在西非流行。

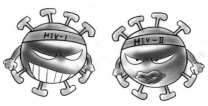

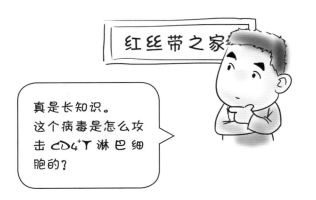

真是长知识。
这个病毒是怎么攻击 CD4⁺T 淋巴细胞的?

我是病毒！

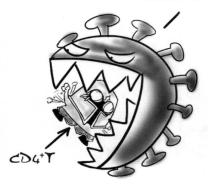

CD4+T

病毒进入人体后与 CD4+T 淋巴细胞融合，在两天内到达局部淋巴结，然后在五天内进入血液循环，从而使病毒在全身扩散，最终到达脑部和全身淋巴组织系统。

急性 HIV-1 感染后 2~4 周内，大量的艾滋病病毒复制以及 CD4+T 淋巴细胞急剧减少。

复制，复制

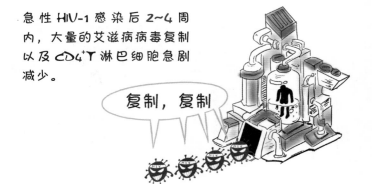

造成 70% 左右的感染者
出现流感样症状，如：
全身酸痛、乏力、发
热、皮疹等症状。

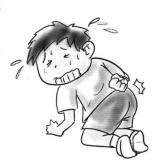

另一部分人则没有
任何不适感觉。

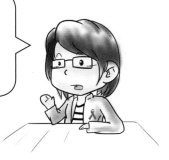

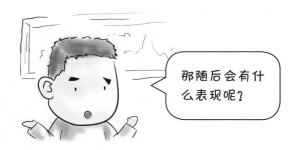

那随后会有什么表现呢？

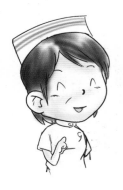

被艾滋病病毒感染后两个期很重要，一个是窗口期，一个是无症状期也叫潜伏期。

窗口期和潜伏期

"窗口期"指从人体感染艾滋病病毒到可检测出艾滋病抗体的时间，大约是 1 个月，最多到 3 个月。

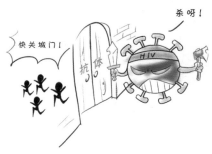

此后艾滋病病毒感染者进入长期携带病毒而无临床症状的"潜伏期"，如果未经抗病毒治疗，"潜伏期"一般为 2~10 年。

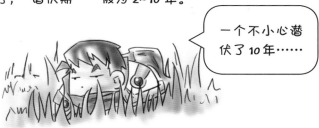

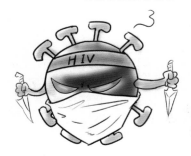

灯火昏黄的时候，
我就潜伏在你身后

经过 2~10 年的潜伏期后患者进入艾滋病期，$CD4^+T$ 淋巴细胞数量降低到 $200/mm^3$ 以下，机体免疫系统出现损伤，感染者就会出现多种临床症状。

所以说，很多问题不能一概而论。感染艾滋病病毒而还没有发病的人叫作艾滋病病毒感染者。

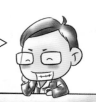

红丝带之家

艾滋病病毒进入人体后，长时间侵犯人体，当免疫系统损害到一定程度，逐步出现各种感染或者发生肿瘤时，才可确诊为艾滋病病人。

费了十年的工夫，终于可以肆意妄为了！

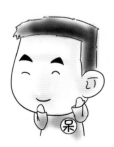

太棒了，这下总算清楚点儿了。

艾滋病是怎么传播的

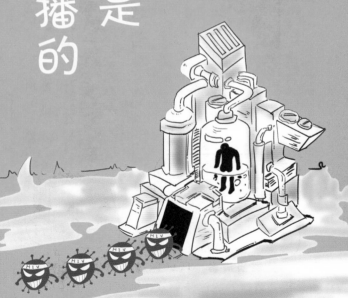

艾滋病病毒藏在哪里

艾滋病病毒是怎么传播的？

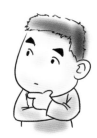

红丝带之家

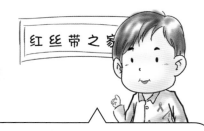

一般而言，艾滋病病毒感染者和病人的血液、精液、阴道分泌物、乳汁、伤口渗出液中含有大量的艾滋病病毒，所以通过无防护情况下接触感染者或病人的这些体液，就可能会被传染。

HIV 主要传播途径：
性传播
血液传播
母婴传播。

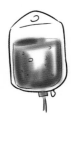

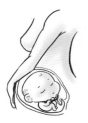

好神奇，为什么
只存在于这些体
液中呢？

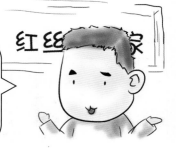

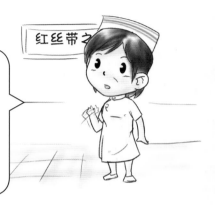

不不不，艾滋病病毒也存在于其他体液中，如眼泪、唾液和汗液，只是存在数量很少，一般不足以导致艾滋病病毒的传播。

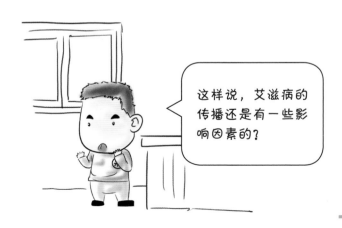

这样说，艾滋病的传播还是有一些影响因素的？

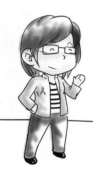

是的，艾滋病病毒的传播概率主要与人体接触到的病毒数量、病毒进入机体的途径等有关。

王姐，能不能分别说说这几种传播途径。

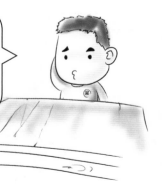

性传播：
性行为通常是两性之间的性活动，如果和艾滋病感染者发生不安全的性行为，就可能感染艾滋病病毒。

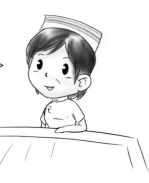

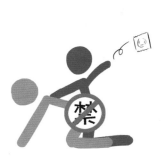

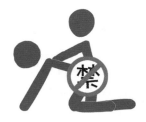

包括同性与异性之间的性传播。阴道性交和肛门性交是传播艾滋病的主要途径。

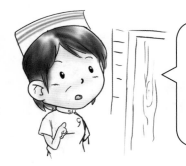

据世界卫生组织统计，性传播是艾滋病传播的主要途径，约占整个艾滋病感染人群的90%以上。

近年来，我国通过男男同性性行为感染艾滋病的患者逐渐增多，感染率明显上升。

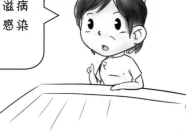

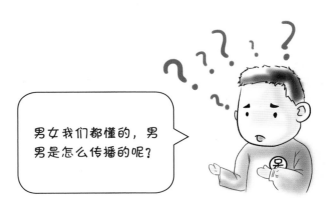

男女我们都懂的，男男是怎么传播的呢？

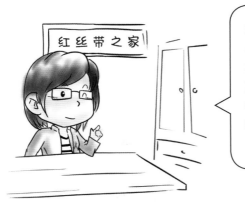

红丝带之家

肛门和尿道黏膜比较薄弱，血管丰富，易出血，所以艾滋病病毒很容易通过破损的伤口进入体内而使人感染。

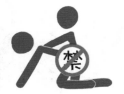

因此，男性同性恋中，
与多人发生无保护的性交
更容易感染上艾滋病病毒。

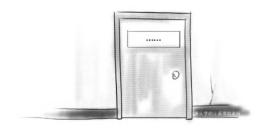

那血液传播呢？

03

血液传播

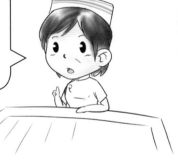

血液传播有这样几种方式:
1. 输血或者输血液制品传播: 如果血液里有艾滋病病毒,输入者可能会被感染。

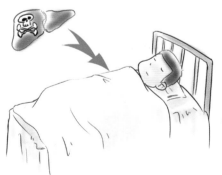

2. 移植了艾滋病病人的器官、组织。

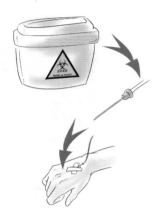

3. 通过艾滋病病毒污染的针头经注射途径传播。

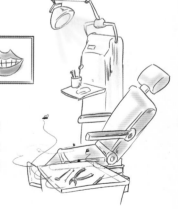

4. 医源性感染：主要是指医疗器械不洁或消毒不彻底（如透析、有创诊疗和牙钻）等，造成接受医疗服务者感染。

这样啊，我一直不理解的是吸毒的人为什么感染艾滋病病毒的可能性大。

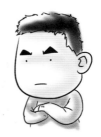

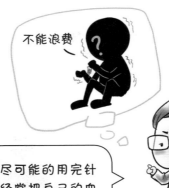

不能浪费

因为吸毒的人为了尽可能的用完针管内残留的毒品，经常把自己的血液回抽到针管中，并反复冲洗，从而使针管管壁上附着了血液。

如果其他人再使用此注射器而不消毒，或者消毒不彻底，就很容易被感染。

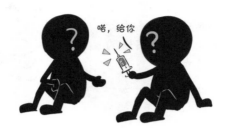

一旦艾滋病病毒进入这样一个高频率共用针头或注射器的群组，艾滋病病毒便可能在静脉吸毒者中暴发传播。

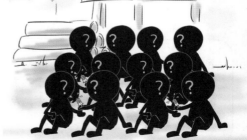

另外，已感染的吸毒者还可以
通过性传播或母婴传播，
使艾滋病病毒不断蔓延。

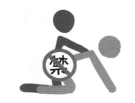

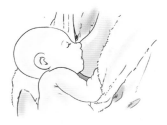

母婴传播

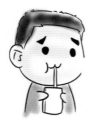

那么母婴传播，是遗传吗？

母婴传播有三种可能，1. 艾滋病病毒抗体阳性的妈妈，在怀孕时胎儿可能通过许多不同的途径与母体的血液接触，如外力冲撞导致的胎盘损伤出血，有可能导致子宫内感染的发生。

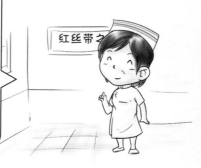

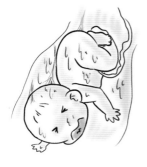

2. 分娩时，感染艾滋病病毒的妈妈，其宫颈和阴道分泌物中有大量的艾滋病病毒，所以婴儿很可能在未受保护下与产道黏膜或感染的血直接接触而受感染。

3. 产后通过母乳喂养使婴儿感染。

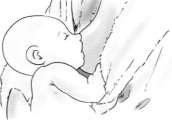

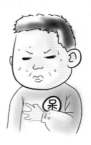

那携带艾滋病病毒的女性就无法拥有一个健康宝宝了是吗？

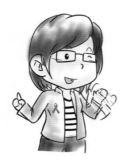

不完全是这样。采取下面这些措施可以在一定程度上降低婴儿感染艾滋病病毒的风险。

1. 专家建议艾滋病病毒抗体阳性的妈妈在怀孕后第 14 周，在医生指导下开始服用抗病毒药物，指导自然分娩或择期剖宫产，人工喂养。

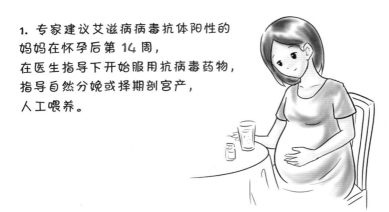

2. 现在，对于接受规范抗病毒治疗、没有艾滋病临床症状或已经临产的孕产妇，建议自行分娩。

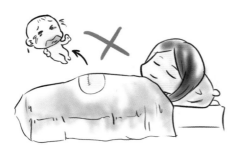

3. 新生儿分娩后应立即服用抗病毒药物至出生后 42 天。

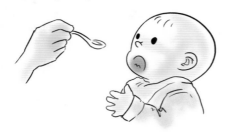

4. 艾滋病病毒抗体阳性的妈妈应避免母乳喂养，改为人工喂养，即宝宝不能吃妈妈的奶，改为喂奶粉。

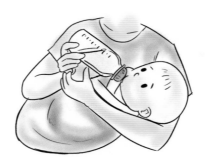

日常行为会不会感染艾滋病

明白了，那么日常生活行为真的不会感染艾滋病吗？

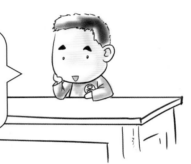

对的，艾滋病病毒离开人体之后，在外界的生存能力很弱，在阳光下、空气中会很快死亡，因此家庭中日常接触不会传播艾滋病病毒。

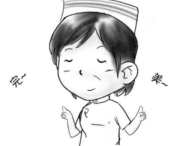

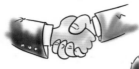

比如
与艾滋病病毒感染者握手、
拥抱、抚摸、礼节性接吻

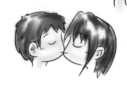

与艾滋病病毒感染者一起吃饭、
喝饮料以及共用碗筷、杯子

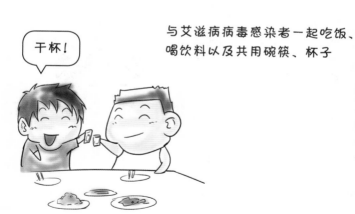

干杯!

与艾滋病病毒感染者一起使用公共设施，如厕所、游泳池、公共浴池、电话机、公共汽车

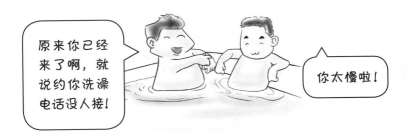

与艾滋病病毒感染者一起居住、劳动、共用劳动工具

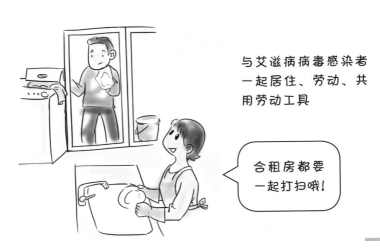

购物、使用钞票

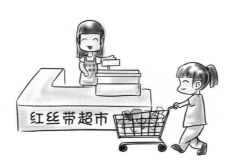

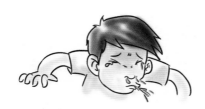

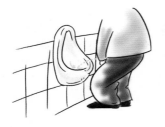

咳嗽、打喷嚏、流泪、
出汗、小便，这些都
不会传染艾滋病。

蚊子、苍蝇、蟑螂等昆虫
叮咬不会传染艾滋病

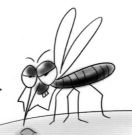

听说你们喜欢红包？那我就送你个大红包！

太好啦，有了这些知识储备，原来我们还是可以和艾滋病病人做好朋友的。

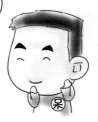

艾滋病有哪些表现

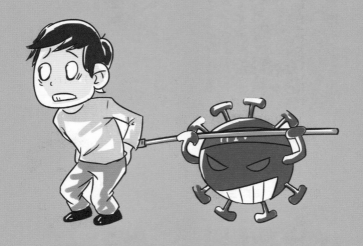

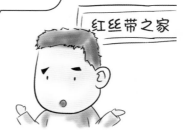

艾滋病病人都有哪些临床表现？可怕吗？

红丝带之家

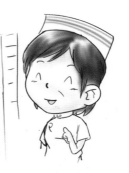

首先应该明白，艾滋病病毒感染可分为急性期、无症状期和艾滋病期三期。

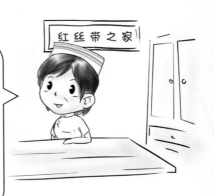

其中急性期和无症状期的患者统称为艾滋病病毒感染者，艾滋病期的患者称为艾滋病病人。但不是每个感染者都会完整地出现三期表现。

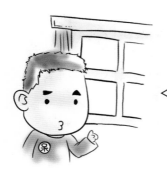

每一期具体是怎样的呢？

01

急性期

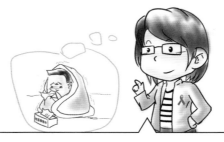

急性期约有 70% 的患者在感染艾滋病病毒后 2～4 周出现类似流感样的症状，表现为发热、寒战、关节疼痛、肌肉疼痛、皮疹等，大部分患者会在颈部、腋窝或腹股沟部位摸到肿大的浅表淋巴结。

大约有 75% 的患者出现咽炎，表现为咽部充血、疼痛、渗出等。

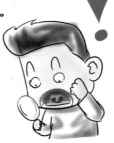

另外，患者还可能出现神经系统症状，表现为头痛、疲倦等。

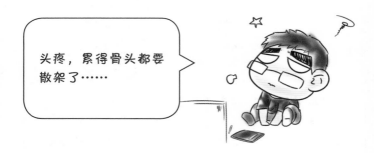

头疼，累得骨头都要散架了……

也有一部分患者无任何症状。

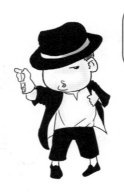

我没有感到任何不舒服。

在急性感染期，大多数症状会在 2～3 周后逐渐消失，但是有些病人淋巴结肿大、脾大、发热以及肌肉酸痛等会持续较长时间。

这里怎么肿了？

接下来就是无症状期？

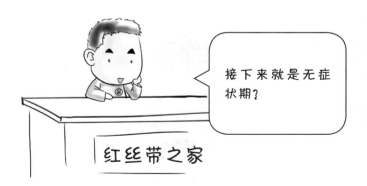

红丝带之家

02

无症状期

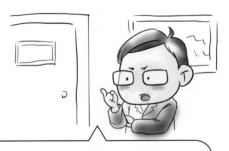

是的，这一期称为无症状期，又称潜伏期。无症状期时患者的临床症状逐渐消失，但体内仍存在艾滋病病毒。

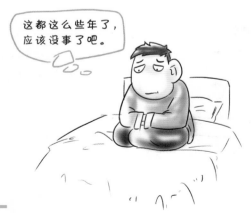

这都这么些年了，应该没事了吧。

艾滋病潜伏期的长短和人体的免疫状况以及艾滋病病毒的感染情况有关，如病毒的毒力和数量。

患者的年龄、感染途径、感染病毒的种类、
是否合并其他感染等情况不同，潜伏期的长短
也不同。目前普遍认为成年人
潜伏期一般为 2 ~ 10 年。

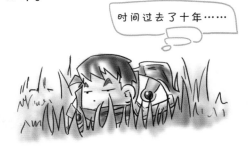

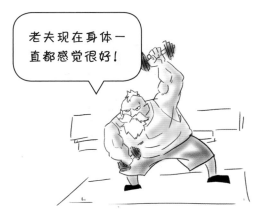

此外，也有少数
患者（约 5%）
经过急性期之后
一直为持续性无
症状状态。

在潜伏期中，艾滋病患者常常没有任何症状，但患者体内的艾滋病病毒不断地复制、繁殖，持续破坏人体的免疫系统。

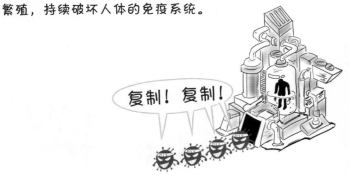

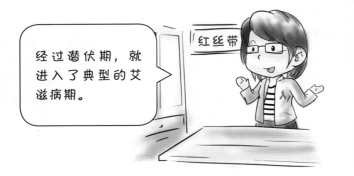

艾滋病期

淋巴结肿大是此期最主要的临床表现之一。主要是浅表淋巴结肿大，如颈部、腋窝、腹股沟等。肿大的淋巴结对一般治疗无反应，常持续肿大超过半年以上。

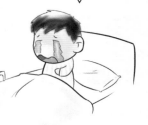

淋巴结都肿了大半年了，怎么回事啊？

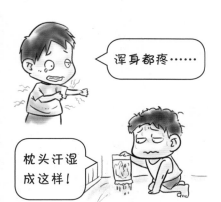

浑身都疼……

枕头汗湿成这样！

艾滋病期的患者还会表现出各种全身症状，如全身不适、肌肉疼痛、夜间盗汗、体重减轻、慢性腹泻等。疲倦无力及周期性低热常持续数月。

艾滋病如何诊断

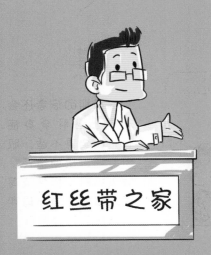

红丝带之家

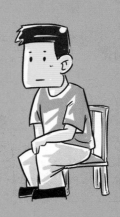

我们如何知道是否感染了艾滋病呢？

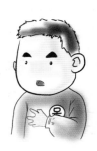

艾滋病病毒感染人体后会产生抗体，因此，在检查出抗体时，一般认为这个人也有病毒存在。

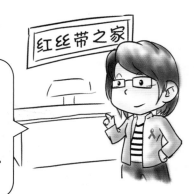

诊断方法

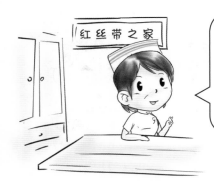

确诊被艾滋病病毒感染需要两个步骤：初筛试验和确诊试验。

大家可以到二级以上正规医院的皮肤性病科或感染科检查艾滋病抗体。

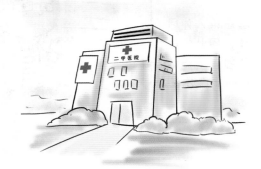

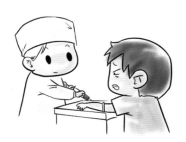

一般医院采用抽血检测，
不用空腹。

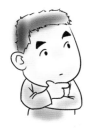

如果检测结果是阳性，就能
确诊为被 HIV 感染了吗？

还不能，还需要做免疫印迹法
（WB）确诊实验。WB 是目前
公认的 HIV 抗体确认方法，它
的特异性高，可以鉴别初筛试
验的准确性。

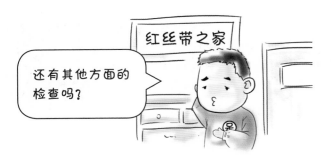

还有其他方面的检查吗？

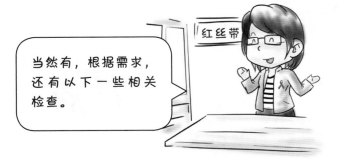

当然有，根据需求，还有以下一些相关检查。

1. HIV 病毒载量检测：用来测量人体外周血液中艾滋病病毒含量。临床医生会用 HIV 病毒载量评估患者感染程度，确定治疗方案，监测治疗效果，以及辅助感染早期的诊断。

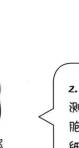

2. 免疫状态检测：检测患者 $CD4^+T$ 淋巴细胞数量。$CD4^+T$ 淋巴细胞低于 $200/mm^3$ 是患者进入艾滋病期的参考指标之一。

02

哪些人应该去做检查

哪些人应该去做艾滋病病毒抗体检测？

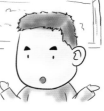

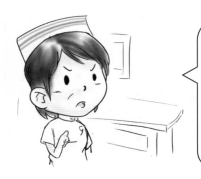

1. 曾经有高危险行为的人，比如多性伴者，同性恋者，卖淫嫖娼者，共用注射器吸毒者以及他们的性伴等。

2. 在艾滋病流行的地区或在无资质的
医疗机构输过血的人。

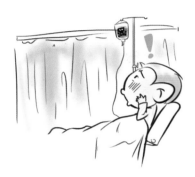

3. 艾滋病病毒抗体阳性妇女所生的婴儿。

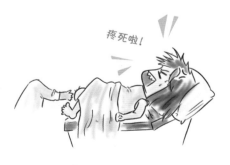

4. 艾滋病患者的配偶和性伴。

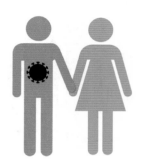

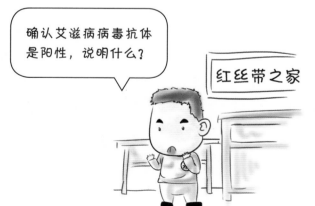

确认艾滋病病毒抗体是阳性，说明什么？

红丝带之家

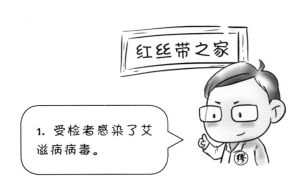

红丝带之家

1. 受检者感染了艾滋病病毒。

2. 是艾滋病病毒感染者或艾滋病病人。

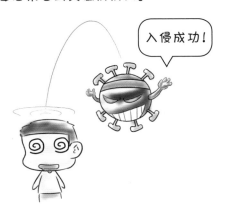

入侵成功！

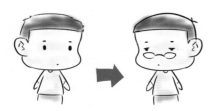

3. 有可能将病毒传染给他人。

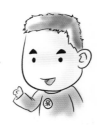

那阴性呢？是不是就万事大吉了？

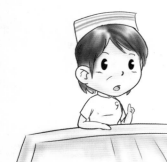

不是的，阴性结果有两种可能：一是没有感染艾滋病病毒。

二是感染了艾滋病病毒，
但还查不出来，
也就是说还处于窗口期。

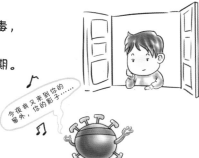

啊！那处于窗口期怎么办？

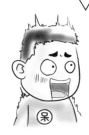

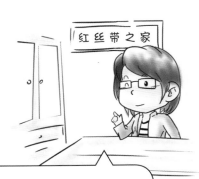

如果有过高危险行为或出现可疑症状，
一定要按医生要求复查。

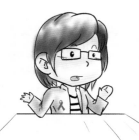

在等待复查这段时间，要心境平和，也要有思想准备，万一已感染，而刚好处于窗口期，必须要防止传染给他人。

红丝带之家

我听很多人说艾滋病无法治愈，查出来也没用，所以不愿意进行检测。

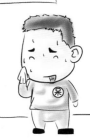

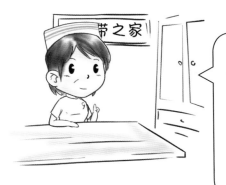

虽然不能治愈，但是早期诊断真的很重要，比如：

1. 及时接受抗病毒药物治疗，可以延缓病情发展，提高生活质量，延长寿命。

2. 可以加强自我保护，定期到医院检查，预防感染其他疾病。

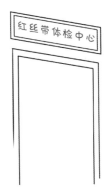

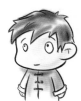

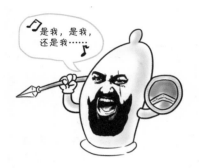
是我，是我，还是我……

3. 可以尽早改变危险行为，避免传给其他人，特别是爱人或性伴侣。

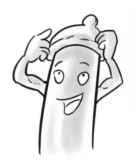

4. 及时采取措施，如使用安全套。可以做好家庭内防护，注意消毒等。

5. 慎重考虑有关结婚、生育、哺乳等问题。

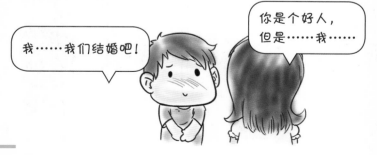
我……我们结婚吧！

你是个好人，但是……我……

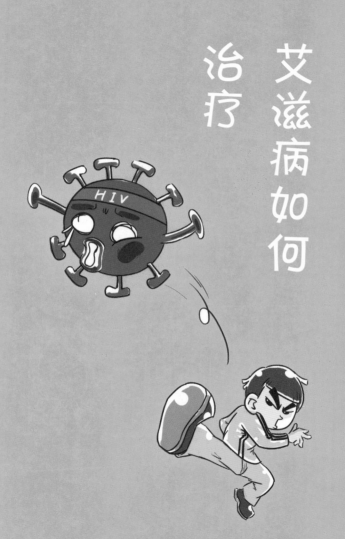

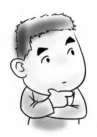

艾滋病怎么治疗呢？

主要是针对病毒和各种合并症治疗。

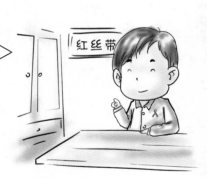

红丝带

01

治疗原则及方法

1. 抗病毒治疗

抗病毒治疗药物：目前全国上市的艾滋病抗病毒药物有十多种，国家免费发放的药物有七种。

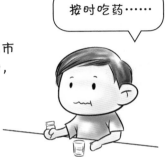

按时吃药……

抗病毒治疗方法：联合抗反转录病毒治疗———一次吃几种药，也就是所谓的鸡尾酒疗法。

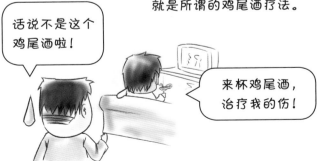

话说不是这个鸡尾酒啦！

来杯鸡尾酒，治疗我的伤！

疗效：一般患者按医嘱吃药3个月后，血液中病毒载量就可以下降到检测不到的水平，免疫力逐渐提高。

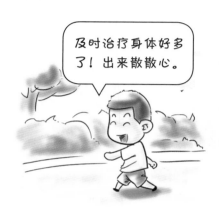

及时治疗身体好多了！出来散散心。

2. 对各种感染和肿瘤对症治疗

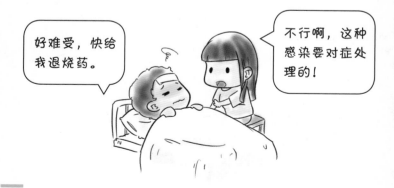

好难受，快给我退烧药。

不行啊，这种感染要对症处理的！

3. 中医药治疗

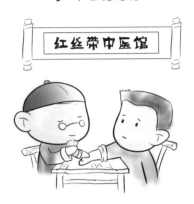

红丝带中医馆

4. 支持疗法可以通过采取健康生活方式，如充足的睡眠、加强锻炼、注意营养均衡等来提高免疫力。同时注意保持心情舒畅。

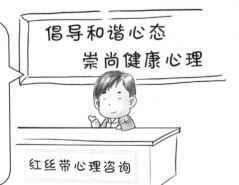

倡导和谐心态
崇尚健康心理

红丝带心理咨询

02

什么时候治疗

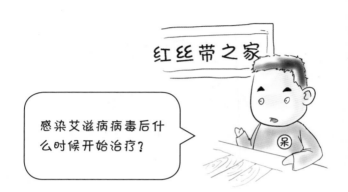

感染艾滋病病毒后什么时候开始治疗？

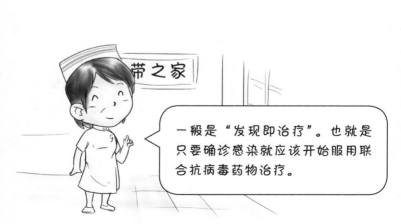

一般是"发现即治疗"。也就是只要确诊感染就应该开始服用联合抗病毒药物治疗。

抗病毒治疗可以保护患者的免疫功能，抑制疾病的进展，预防感染发生，而且能够大大降低将病毒传染给他人的危险。

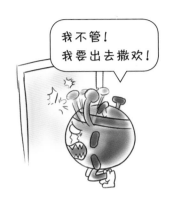

开始治疗越晚，免疫功能受损越严重，恢复的可能性就越小。

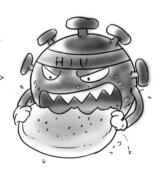

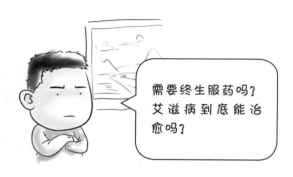

需要终生服药吗？艾滋病到底能治愈吗？

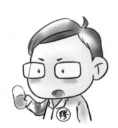

目前的抗病毒治疗能够有效抑制病毒，但还不能根治，也就是说不能完全治愈。患者一旦感染艾滋病病毒，就需要终身服药。

患者坚持治疗，按时吃药，艾滋病病毒在体内的进展可以放缓到近乎停止。但如果经常漏服、频繁换药等都容易使艾滋病病毒产生耐药，也就是说患者再吃这组药就不管用了。

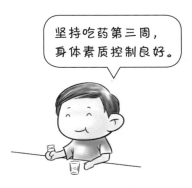

坚持吃药第三周，身体素质控制良好。

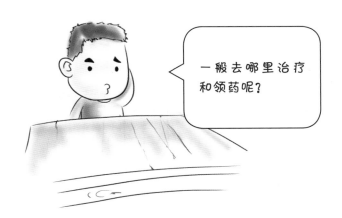

一般去哪里治疗和领药呢？

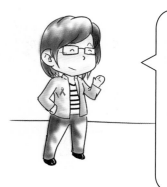

03

取药地点及吃药注意事项

确诊感染艾滋病病毒后，患者会拿到医疗机构开具的确认报告，一般医务人员会建议患者到当地的疾控中心、抗病毒治疗定点医院或专科医院做进一步的检查和治疗。

建议患者在居住地就近的定点医院或疾控中心领取免费抗病毒药物，保证按时服药，遵照医生的嘱咐定期到医院抽血检查。

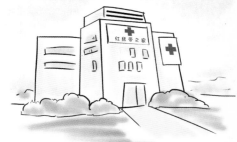

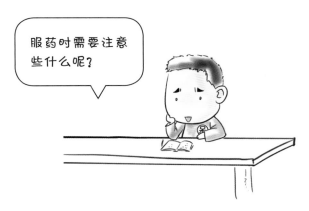

服药时需要注意些什么呢？

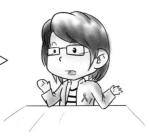

1. 在服用药物前，应将自己对什么过敏、以前得过什么病、现在服用什么药和艾滋病的病情如实向医生说清楚，以便医生能根据您的情况和化验指标，给您选择最适合的用药方案。

2. 服药时，要按照专业医生的医嘱服用抗病毒药物，不能私自或随意改变服药次数，不能停药或换药，必须每天按时按量服药。

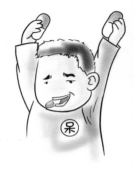

药不能停！

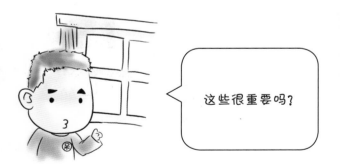

这些很重要吗？

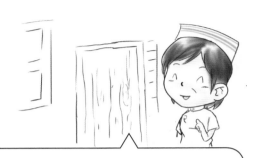

对的，每天按时按量服药与治疗效果的好坏有直接关系，如果不按时按量服药，病毒产生耐药的危险性就会升高！也就意味着吃这组药就不管用了。

老年人，因为身体机能减退，更容易出现副作用，所以刚刚服药的这段时间一定要和医生充分交流。

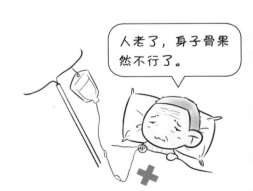

人老了，身子骨果然不行了。

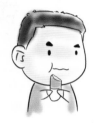

如果出现了副作用该怎么办？

红丝带之家

在服用抗病毒药物过程中，如身体出现了明显的不舒服或者是皮疹，应尽快将情况反馈给自己的治疗医生，不能自己停药或换药。

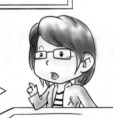

艾滋病
如何预防

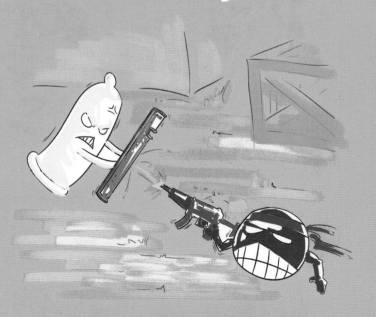

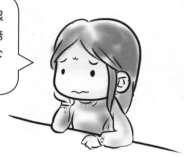

王护士长，大家眼里的知心大姐，陪我聊会儿天吧，心情不好。

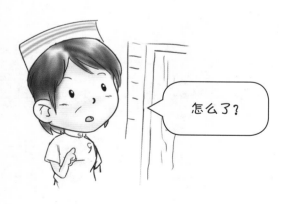

怎么了？

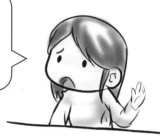

发现我家儿子恋爱了，这可怎么办啊？小小年纪不读书。

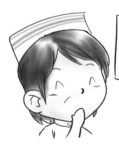

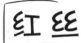

谈女朋友啦？

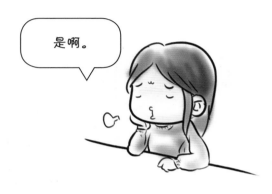

是啊。

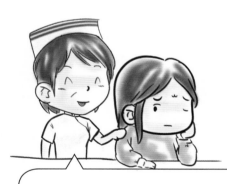

如果他真心喜欢一个女孩儿，谈一场浪漫的恋爱也可以呀。

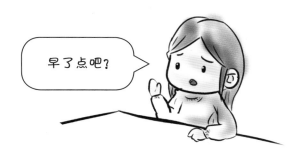

早了点吧?

红丝带之家

李大姐,你知道吗?现在绝大多数学生感染艾滋病病毒是通过男男同性性传播,据 2016 年统计,在青年学生感染中,占 87%。

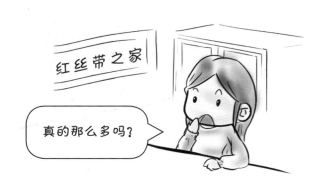

红丝带之家

真的那么多吗？

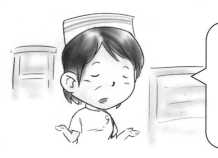

是的，现在有些年轻男孩之间发生性行为，我们也叫男男同性性行为，是艾滋病传播的一大途径。

青少年宣传教育

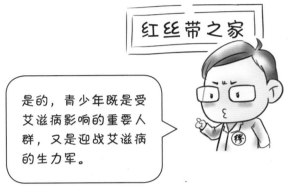

是的，青少年既是受艾滋病影响的重要人群，又是迎战艾滋病的生力军。

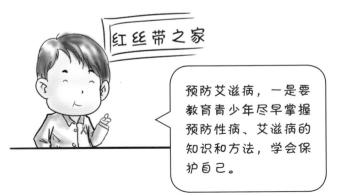

预防艾滋病，一是要教育青少年尽早掌握预防性病、艾滋病的知识和方法，学会保护自己。

二是要教育他们尽量避免婚前性行为。

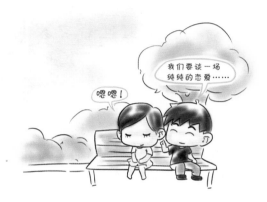

三是如无法避免性行为则要保持固定唯一性伙伴，
正确使用安全套。

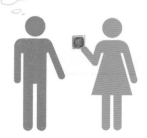

四是帮助他们认识毒品的危害，拒绝毒品，消除好奇心理，慎重交友，避免酗酒，避免尝试娱乐性药品。

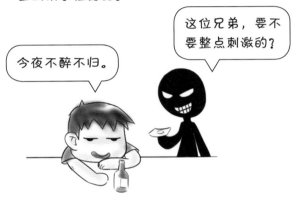

五是尽量避免不必要的输血或血制品，必须使用时，一定要用经检验合格的血液或血制品。

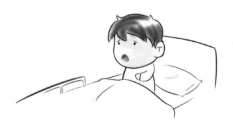

六是要避免使用未消毒的针具和器械穿刺，如纹眉、纹身、针灸等；避免到不规范的诊所就诊。

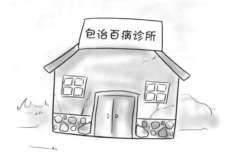

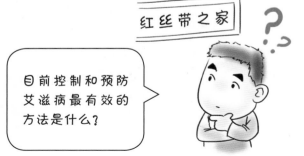

红丝带之家

目前控制和预防艾滋病最有效的方法是什么？

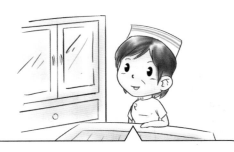

就是针对传播途径，通过健康教育让社会大众了解艾滋病，正确认识艾滋病，避免感染艾滋病。

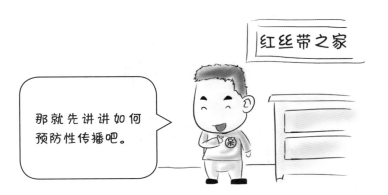

红丝带之家

那就先讲讲如何预防性传播吧。

02

如何预防性传播及正确使用安全套

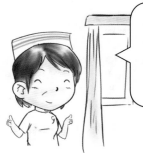

要采取安全的性行为，1. 有且只有一个相互忠诚、没有感染艾滋病的性伴侣。

2. 倡导夫妻之间互相忠诚，保持婚内性生活是避免艾滋病进入家庭的重要手段。

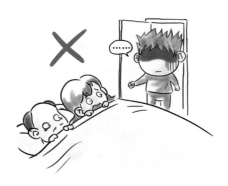

3. 夫妻之间一方为感染者时，首先感染者要积极治疗，每一次性生活，都要坚持正确使用质量合格的安全套以保护未感染者。

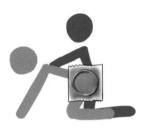

4. 艾滋病病毒在人体内容易变异，也就是下一代病毒可能和以前不一样，因此，即使在夫妻双方都感染的情况下，也应该坚持使用安全套，避免再感染不一样的病毒。

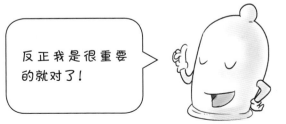

反正我是很重要的就对了！

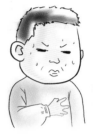

看来安全套对于预防性传播疾病，如艾滋病很有效，如何正确使用呢？

红丝带之家

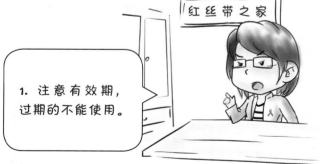

1. 注意有效期，过期的不能使用。

2. 一定要在性交前戴上安全套。

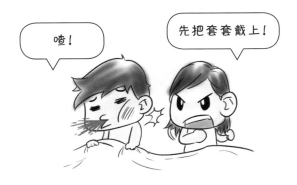

喳！

先把套套戴上！

3. 撕开安全套包装时，避免剪刀、指甲或
其他锐利器具将安全套弄破。

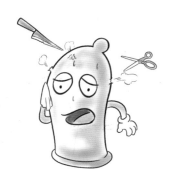

4. 打开安全套后捏住其顶端挤出空气，为贮存精液留出空间。

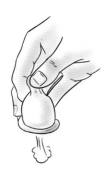

5. 将安全套套在勃起的阴茎上，向上展开，直到根部。

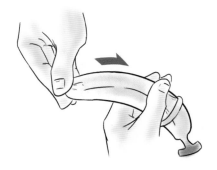

6. 射精后，在阴茎还没有疲软之前退下安全套，退出时要用手把持好安全套，以防滑脱。

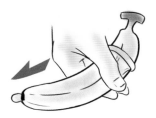

7. 用卫生纸将安全套包好，丢弃到垃圾桶里。

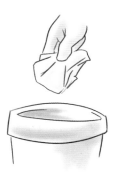

8. 安全套只能使用一次，不可重复使用。

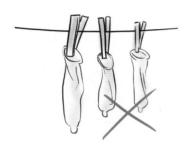

9. 安全套的润滑剂，只能使用水性润滑剂，
不能使用油性物质代替，如凡士林等，
否则容易造成安全套破裂。

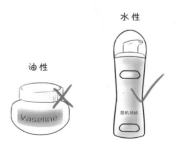

水性

油性

03

如何预防母婴传播

红丝带之家

那母婴传播如何预防呢？

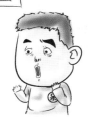

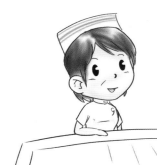

1. 建议患者慎重考虑怀孕问题，避免意外怀孕。

红丝带咨询

2. 对于确定要怀孕的妇女，怀孕前必须接受专业医生咨询，以尽量保证孩子健康。

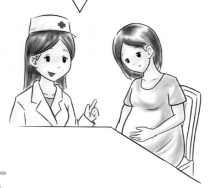

不用紧张，既然已经怀孕了，那我们就采取母婴阻断措施。

3. 女性艾滋病患者怀孕后，要到专科医院进行医疗咨询，采取母婴阻断的医学措施，降低将艾滋病病毒传给孩子的危险。

如何预防血液传播

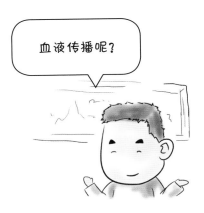

血液传播呢？

1. 艾滋病患者和家人应注意防止病人出现伤口破损，注意安全，尽量避免出血，如切菜意外切手、削水果割伤等。女性的月经血污染衣物或被单时，注意及时用稀释的消毒液浸泡消毒 20 分钟后清洗。

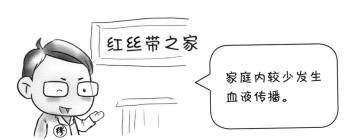

红丝带之家

家庭内较少发生血液传播。

2. 外伤出血时，如果感染者的血液进入家人破损的伤口，即有渗出或正出血的伤口，可以导致艾滋病病毒传播。患者皮肤破损流血时注意先压迫止血3分钟，不出血后及时消毒、包扎，保证血液、渗液不外流、不渗漏。建议使用防水创可贴包扎。

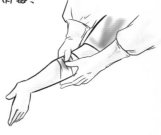

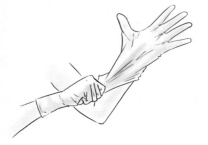

3. 家人护理时尽可能戴一次性手套，如手或身体有伤口时，应先处理好伤口再戴手套处理病人，处理完病人及时脱掉手套并洗手。

4. 建议牙刷、指甲钳等可以损伤皮肤出血的用品单独使用，剃须刀专用。建议使用电动剃须刀以防止刮伤出血，保障安全。

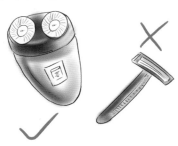

5. 对于吸毒感染艾滋病病毒的患者，家人应注意防止针刺伤。出现意外血液暴露时应及时到定点医院咨询和诊治。

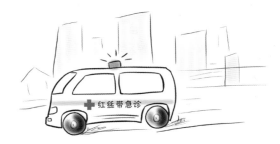

05

发生了高危行为怎么办

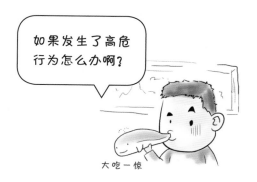

如果发生了高危行为怎么办啊？

大吃一惊

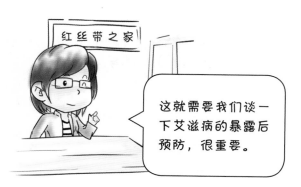

红丝带之家

这就需要我们谈一下艾滋病的暴露后预防，很重要。

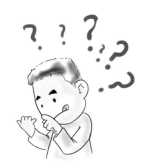

艾滋病暴露？暴露后预防？我怎么不懂了。

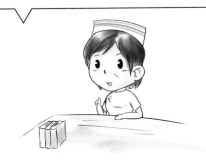

慢慢来，首先艾滋病职业暴露是指卫生、公安、司法等部门的工作人员在工作过程中，意外被艾滋病病毒感染者或艾滋病病人的血液、体液污染了皮肤或者黏膜，或者被含有艾滋病病毒的血液、体液污染了的针头及其他锐器刺破皮肤，有可能被艾滋病病毒感染的情况。

性暴露是指与艾滋病病毒阳性的性伴进行无保护的性交，包括阴道交、肛交和口交，即和男或女患者发生不戴安全套的性行为。

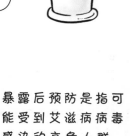

这事不"带"我玩，那怎么能保证大家的安全呢？

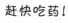

赶快吃药！

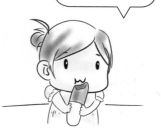

暴露后预防是指可能受到艾滋病病毒感染的高危人群，应尽早地使用抗病毒药物以阻断感染。

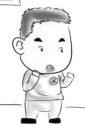

红丝带之家

暴露后预防很重要吗？

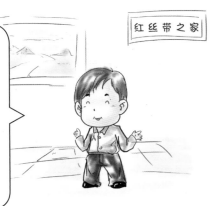

红丝带之家

艾滋病病毒传播速度快，到目前为止，艾滋病仍达不到完全治愈的效果。而暴露后预防能够有效地降低被暴露人群（也就是阴性人群）感染艾滋病的概率。

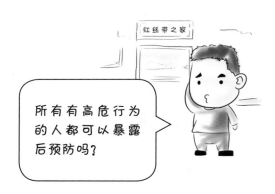

所有有高危行为的人都可以暴露后预防吗？

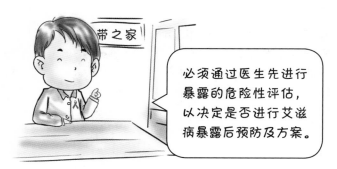

必须通过医生先进行暴露的危险性评估，以决定是否进行艾滋病暴露后预防及方案。

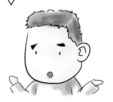

治疗过程中有什么需要注意的吗？

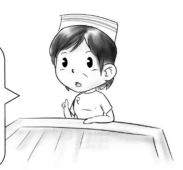

1. 在发生高危行为后，采取预防治疗的时间越早越好，最迟不能超过72小时，最好在2小时内。

2. 需要连续服用 28 天阻断药，服药过程中注意监测有无副作用，并在暴露后的一个月、三个月时检测 HIV。在此期间不能有吸毒行为和无保护的性行为，女性应避免怀孕和母乳喂养。

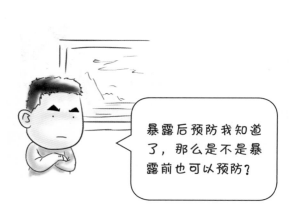

别忘了我！别忘了我！！别忘了我！！！重要的事情要说三遍！

暴露后预防我知道了，那么是不是暴露前也可以预防？

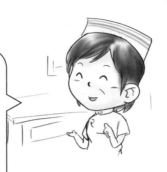

是的，暴露前也可以进行预防性治疗，通过预先服用抗病毒药物来保护阴性人群，免于感染艾滋病病毒。

又是新的一天，一定要按时吃药。

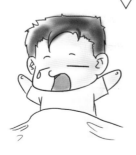

研究表明，遵医嘱按时按量服用暴露前预防性药物，能够非常有效地预防艾滋病病毒通过无保护的性行为传播。

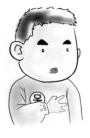

感染艾滋病高风险的人群有哪些呢？

男男同性性行为者、有感染艾滋病高风险行为的异性性行为者、艾滋病单阳伴侣中的阴性者、静脉吸毒者，可通过预先服用专业医生开的抗病毒药物来降低艾滋病病毒感染的风险。

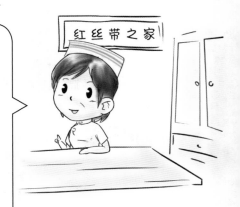

红丝带之家

答疑解惑

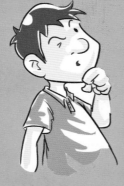

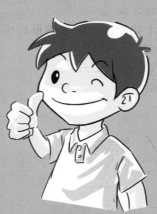

01

艾滋病的"四免一关怀"政策

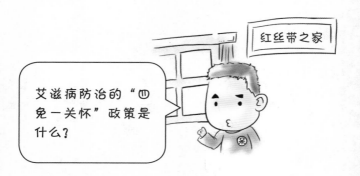

红丝带之家

艾滋病防治的"四免一关怀"政策是什么？

"四免一关怀"政策最早出台于2004年，之后，2006年国家出台了《艾滋病防治条例》，其中第四十四条，以法律的形式确定了"四免一关怀"政策的实施，内容包括：

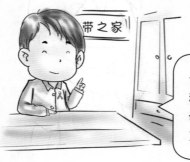

带之家

1. 向农村艾滋病病人和城镇经济困难的艾滋病病人免费提供抗艾滋病病毒治疗药品。

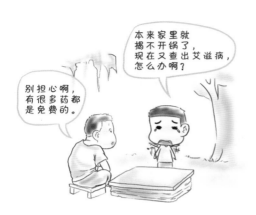

2. 对农村和城镇经济困难的艾滋病病毒感染者、艾滋病病人适当减免抗机会性感染治疗药品的费用。

3. 向接受艾滋病咨询、检测人员免费提供咨询和初筛检测。

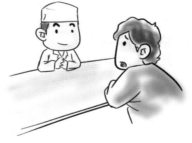

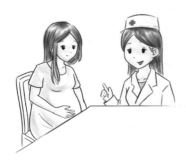

4. 向感染艾滋病病毒的孕产妇免费提供预防艾滋病母婴传播的治疗和咨询。

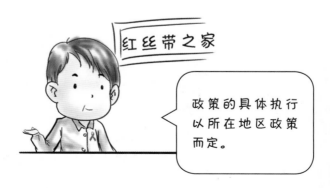

5. "一关怀"是指生活困难的艾滋病病人遗留的孤儿和感染艾滋病病毒的未成年人接受义务教育的，应当免收杂费、书本费；接受学前教育和高中阶段教育的，应当减免学费等相关费用；对生活困难并符合社会救助条件的艾滋病病毒感染者、艾滋病病人及家属给予生活救助。

红丝带之家

政策的具体执行以所在地区政策而定。

得了艾滋病还能活多久

得了艾滋病还能活多久？

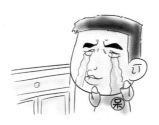

被艾滋病病毒感染后，只要配合医生，严格按照医嘱服药，定期到医院随访，及时开始抗病毒治疗，做好自身健康管理，预期寿命还是很长的，国外一项研究表明，20岁时开始抗病毒治疗的患者寿命可预期到69岁。

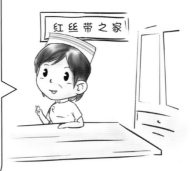

03

相关疾病治疗

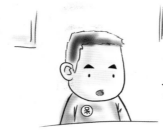

如果得了除了艾滋病以外的其他疾病，应该去哪儿治疗？能不跟看病的医生说自己是艾滋病感染者吗？

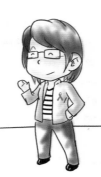

可以去各大综合医院看病，建议结合艾滋病专科医生的意见，视情况告知医生已被艾滋病病毒感染的情况。

艾滋病感染者能否结婚

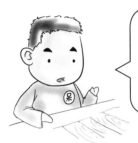

艾滋病感染者可以结婚吗？能不告诉结交的女朋友自己感染了艾滋病病毒吗？

可以结婚，也可以在医生的指导下生下健康的宝宝。但是必须要在与对方发生性行为之前告知对方被感染的情况，获得对方知情同意后，与其发生性行为时要采取必要的防护措施，防止对方被感染。

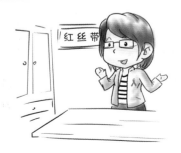

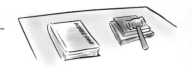

我国颁布的《艾滋病防治条例》中规定艾滋病病毒感染者和艾滋病病人应当履行下列义务：

（一）接受疾病预防控制机构或者出入境检验检疫机构的流行病学调查和指导；

（二）将感染或者发病的事实及时告知与其有性关系者；

（三）就医时，将感染或者发病的事实如实告知接诊医生；

（四）采取必要的防护措施，防止感染他人。

艾滋病病毒感染者和艾滋病病人不得以任何方式故意传播艾滋病。艾滋病病毒感染者或者艾滋病病人故意传播艾滋病的，依法承担民事赔偿责任；构成犯罪的，依法追究刑事责任。

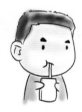

有高危行为后，患者不想去医院时，可以自己测吗？

可以在网上购买自测产品或者去快速检测提供点，一般使用血液、口腔黏膜渗出液作为样本，但是还是建议去正规医院检查。

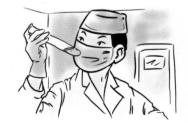

图书在版编目（CIP）数据

图说艾滋病 / 北京红丝带之家组织编写. －－ 北京：
人民卫生出版社，2017
（熊猫医生之红丝带系列）
ISBN 978-7-117-25272-0

Ⅰ. ①图… Ⅱ. ①北… Ⅲ. ①获得性免疫缺陷综合征
－防治－普及读物 Ⅳ. ①R512.91-49

中国版本图书馆 CIP 数据核字（2017）第 241150 号

| 人卫智网 | www.ipmph.com | 医学教育、学术、考试、健康,购书智慧智能综合服务平台 |
| 人卫官网 | www.pmph.com | 人卫官方资讯发布平台 |

熊猫医生之红丝带系列：图说艾滋病

组织编写：北京红丝带之家
主　　编：王克荣　陈　航　缪中荣
出版发行：人民卫生出版社（中继线 010-59780011）
地　　址：北京市朝阳区潘家园南里 19 号
邮　　编：100021
E － mail：pmph @ pmph.com
购书热线：010-59787592　010-59787584　010-65264830
印　　刷：北京顶佳世纪印刷有限公司
经　　销：新华书店
开　　本：787×1092　1/32　印张：4
字　　数：74 千字
版　　次：2017 年 11 月第 1 版　2021 年 9 月第 1 版第 3 次印刷
标准书号：ISBN 978-7-117-25272-0/R・25273
定　　价：39.00 元

打击盗版举报电话：010-59787491　E-mail：WQ @ pmph.com
（凡属印装质量问题请与本社市场营销中心联系退换）

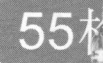

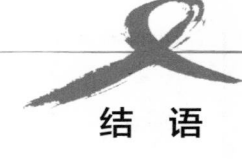

结　语

忽略健康的人，就是等于在与自己生命开玩笑。

——陶行知

健康是自然所能给我们准备的最公平最珍贵的礼物。

——蒙田

健康是一种自由——在一切自由中首屈一指。

——亚美路

年轻的朋友们，当你们读完这本小手册的那一刻，对生命和健康是否有了一种深深的敬畏。

是呀，健康是多么珍贵的生命礼物，你我都曾拥有，也都曾不经意间被我们忽略。就如同光明不被珍惜，只有身处暗夜，才追悔莫及。每一位艾滋病病毒感染者在确诊的那一刻初，如同置身万丈深渊，这种绝望和悔恨交加，普通人难以体会。

珍惜拥有吧，远离艾滋病。